Todo Natural

Spray para el cuerpo hecho en casa

Con aceite esencial orgánico

Más de 18 recetas

Por April Brown

i

Derechos de autor

Todos los derechos reservados. El contenido de este libro no puede copiarse de ninguna manera y por ningún medio sin el consentimiento por escrito del editor, con la excepción de un breve extracto en reseñas y artículos críticos.

Contenido

Capítulo 1

Introducción

Bienvenido al mundo de los ingredientes naturales. Los ingredientes naturales son aquellos ingredientes cultivados, cosechados y procesados de manera ecológica. Se extraen directamente de su origen y están libres de petroquímicos.

No contienen transgénicos (OMG) y no han sido modificados genéticamente. Este es el tipo de ingredientes que su cuerpo debería absorber.

En nuestro mundo de hoy, la mayoría de las fragancias cosméticas están hechas de petróleo o carbón que dañan el medio ambiente y a menudo causan irritación de la piel. Estos aromas sintéticos baratos replican el aroma natural de productos que ya existen en la naturaleza. Muchas empresas los usan porque consideran que son menos costosos que los aromas naturales.

Este libro describe la manera fácil y completamente natural de hacer un spray o loción, que resultará

fantástico para nuestro cuerpo y carecerá de toxicidad.
Siempre he tenido la obsesión de oler bien.

Hacer usted mismo su spray corporal le permitirá darle al producto el perfume que desee. Puede oler como una flor o incluso como galletas de vainilla si lo desea. Con esto, puede personalizar un aroma para usted controlando correctamente los ingredientes. Se asegurará que los ingredientes sean orgánicos y complementarios para su salud. Las siguientes recetas que voy a compartir son muy fáciles de hacer y fáciles de personalizar. Apuesto a que nunca volverá a comprar un spray para el cuerpo en los comercios.

La mejor parte de esto? El spray corporal casero es excelente para regalar !!!

Capítulo 2

Ingredientes y materiales básicos

Agua destilada

El agua destilada es agua que no contiene impurezas ni minerales. Se produce condensando el vapor del agua hirviendo en un recipiente separado. Ver Fig 1.

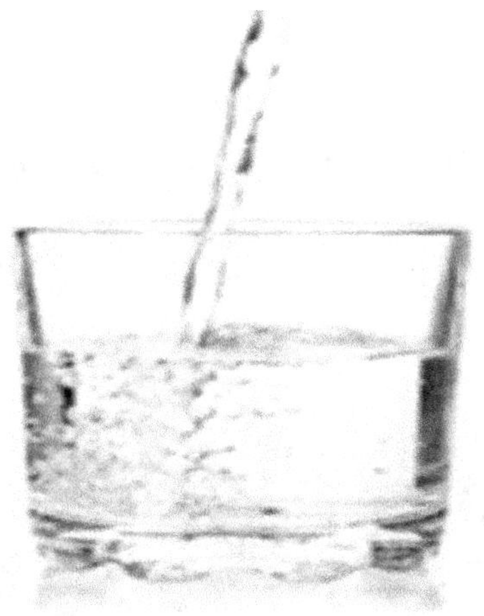

Fig 1

Glicerina vegetal pura

La glicerina o glicerol vegetal es un extracto liquido proveniente de aceites vegetales, principalmente palma, soja o coco.

Esta glicerina ayudará a que dure más tiempo la fragancia.

Agua de Hamamelis

El agua de Hamamelis tiene propiedades medicinales muy potentes. Este maravilloso ingrediente se extrae de las hojas y la corteza del arbusto Hamamelis virginiana originario de Norte América. Es conocido por su capacidad para aliviar inflamaciones y para suavizar pieles sensibles. Actúa como conservante y ayuda a mantener el aceite en la parte inferior de la botella.

La Figura 2 muestra el arbusto Hamamelis virginiana. El líquido extraído se encuentra disponible en la Tienda Amazon.

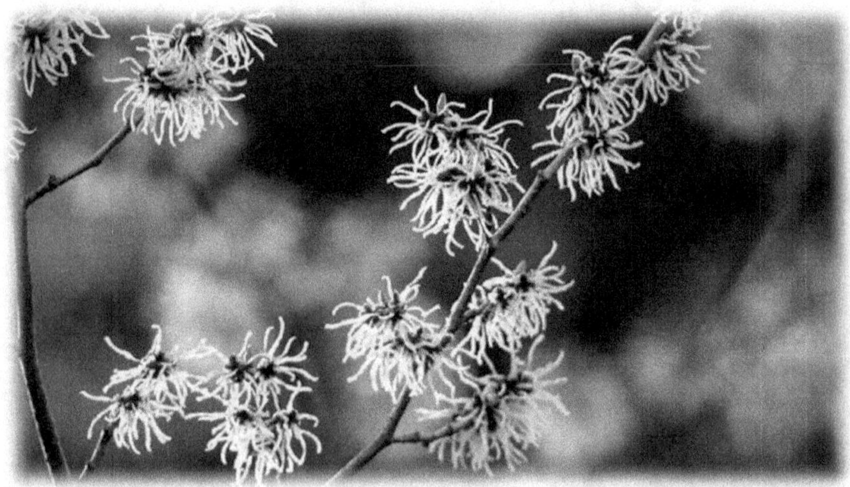

Fig 2

Botellas de vidrio para spray

El spray corporal debe permanecer en un recipiente o botella de vidrio oscuro. Los aceites esenciales pueden reaccionar con la luz y disminuir sus propiedades rápidamente. Estas botellas se pueden obtener en la Tienda Amazon o en comercios locales. Fig 3.

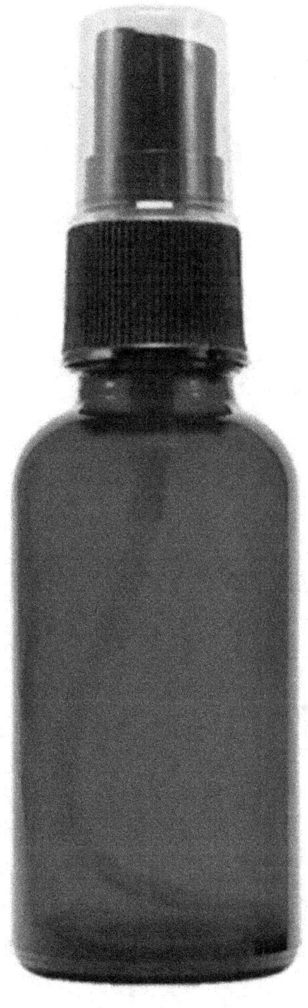

Fig 3

Aceites esenciales

El aceite esencial es un aceite que se extrae de las semillas, corteza, tallos, raíces, flores y otras partes de las plantas. Son aceites altamente concentrados con aromas fuertes y marcados, los cuales le confieren a las plantas su fragancia característica. Los aceites esenciales puros tienen una deliciosa y potente fragancia utilizada para el cuidado de la salud.

Los aceites esenciales son compuestos aromáticos volátiles. Esta propiedad permite cambiar rápidamente de su estado sólido o líquido a un gas a temperatura ambiente.

Debido a su naturaleza volátil, los aceites esenciales deben ser almacenados en botellas de vidrio oscuro, evitando la rotura.

Esta característica única hace al aceite esencial un ingrediente ideal para la producción del spray corporal. Producir aceite esencial es naturalmente seguro y rentable.

Existen diferentes tipos de aceites esenciales en el mercado como aceite de rosa, aceite de lavanda, de patchouli, aceite del árbol de té y cerca de 140 más.

Debe tener cuidado cuando quiera comprar aceite esencial en tiendas o mercados de alimentos y comercios de salud, ya que pueden no ser de Buena calidad. Obténgalos de una buena fuente. Ver la figura 4

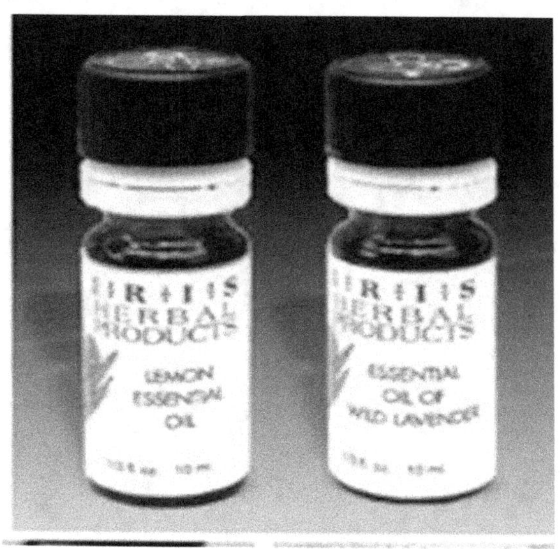

Aromaterapia

La Aromaterapia, también conocida como la terapia de aceites esenciales es el arte y la ciencia de utilizar esencias aromáticas naturalmente extraídas de las plantas. Estas esencias aromáticas equilibran, armonizan y mejoran la salud del cuerpo, y también reducen los efectos del estrés, restaurando el equilibrio de la mente, el cuerpo y el espíritu.

La siguiente receta de spray corporal que compartiré con usted, olerá bien en su cuerpo y además tiene un beneficio agregado con algunas sutilezas de aromaterapia. Con los aceites esenciales usted puede adaptar su spray corporal para ayudar a levantar el ánimo, dar energía a su cerebro o relajar su cuerpo. Nuestra naturaleza es realmente maravillosa.

Capítulo 3

Recetas de Spray Corporal

Receta 1

Energizante

Ingredientes

8 onzas o 1 taza de agua destilada.

1 cucharada de Agua de Hamamelis (puede comprarse en negocios del ramo).

20 gotas de aceite esencial de pomelo (mejora las emociones).

10 gotas de aceite de lavanda (relajante y calmante).

Una botella de vidrio oscuro (de al menos 8 onzas).

Preparación

En una botella de cristal oscuro vierta el agua destilada medida, el agua de Hamamelis, el aceite de pomelo y el aceite de lavanda. Selle muy fuerte y agítelo vigorosamente. Su spray corporal está listo para usar. Agite bien antes de cada uso.

Receta 2

Energía

Ingredientes

8 onzas o 1 taza de agua destilada.

1 cucharada de Agua de Hamamelis.

15 gotas de aceite esencial de pomelo.

5 gotas de aceite esencial de Lavanda.

5 gotas de aceite esencial de Abeto blanco.

Una botella de vidrio oscuro (de al menos 8 onzas).

Preparación

En una botella oscura vierta el agua destilada medida, el agua de Hamamelis, el aceite del pomelo, el aceite de lavanda, y el aceite esencial de abeto blanco.

Selle muy fuerte y agítelo vigorosamente. Su spray corporal está listo para su uso.

Agite bien antes de cada uso y almacene en un lugar fresco.

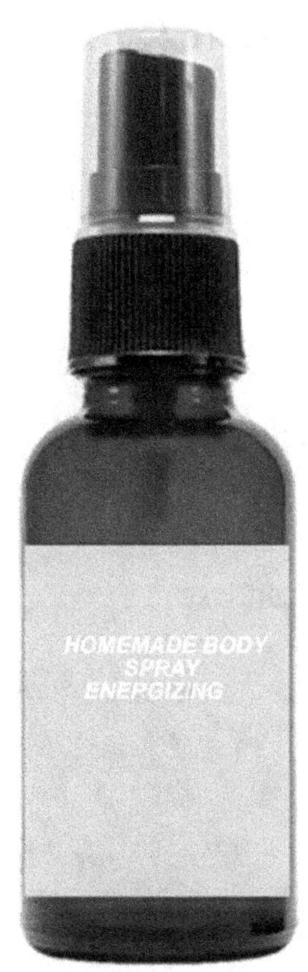

Receta 3

Reconfortante.

Ingredientes

8 onzas o 1 taza de agua destilada.

1 cucharada de agua de Hamamelis.

20 gotas de aceite esencial de naranja dulce (eleva las emociones).

10 gotas de aceite esencial de hojas de canela (calidez).

Una botella de vidrio oscuro (de al menos 8 onzas).

Preparación

En una botella de vidrio oscuro utilice un embudo para verter el agua destilada medida, el agua de Hamamelis, el aceite de naranja dulce y el aceite de hojas de canela. Selle muy fuerte y agítelo vigorosamente. Su spray corporal está listo. Es muy sencillo.

Agite bien antes de cada uso.

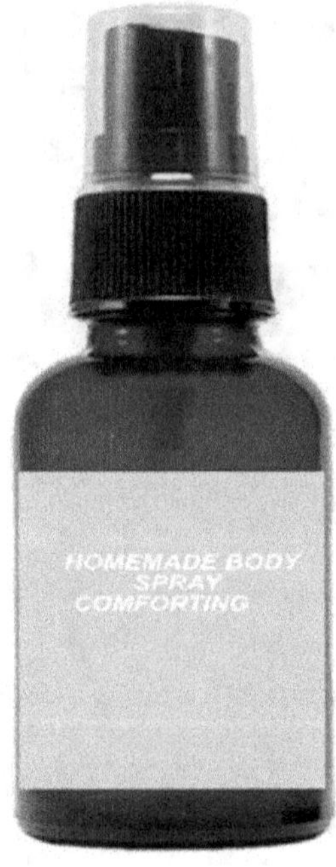

Receta 4

Ingredientes

8 onzas o 1 taza de agua destilada.

1 cucharada de agua de Hamamelis.

7 gotas de aceite esencial de romero (ayuda a recuperar la memoria)

9 gotas de aceite esencial de menta o hierbabuena (muy buena para el dolor de cabeza).

11 gotas de aceite esencial de patchouli (para la concentración).

Una botella de vidrio oscuro (de al menos 8 onzas).

Preparación

En una botella de cristal oscuro, vierta el agua destilada medida, el agua de Hamamelis, los aceites de romero, menta o hierbabuena y el patchouli. Selle muy fuerte y agítelo vigorosamente. Ya está listo.

Agite bien antes de cada uso.

Receta 5

Energía cítrica

Ingredientes

8 onzas o una taza de agua destilada.

1 cucharada de vodka o agua de Hamamelis.

1 cucharada de glicerina vegetal.

10 gotas de aceite esencial de pomelo.

5 gotas de aceite esencial de lima.

5 gotas de aceite esencial de limón.

Una botella de vidrio oscuro (de al menos 8 onzas).

Preparación

En una botella de cristal oscuro vierta el agua destilada medida, el agua de Hamamelis, la glicerina vegetal, el aceite del pomelo, el aceite de lima y el aceite de limón. Mezclar muy bien. Agite la botella antes de cada uso.

Receta 6

Naranja Vainilla

Duración : 0-6 meses.

Ingredientes

8 onzas o una taza de agua destilada.

1 cucharada de vodka o agua de Hamamelis.

1 cucharada de glicerina vegetal.

8 cucharadas de aceite puro de vainilla.

20 gotas de aceite esencial de naranja silvestre.

Una botella de vidrio oscuro (de al menos 8 onzas).

Preparación

En una botella de cristal oscuro, utilice un embudo y vierta el agua destilada, el agua de Hamamelis, la glicerina vegetal, el aceite puro de vainilla y el aceite esencial de naranja silvestre. Mezcle hasta homogeneizar. Guárdelo en un lugar fresco.

Agite bien la botella antes de cada uso.

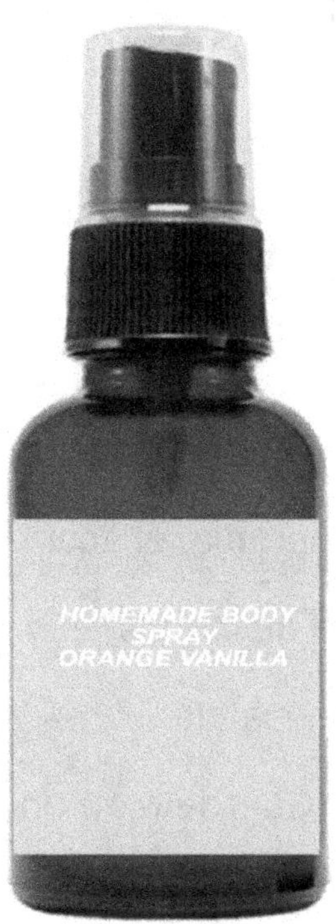

Receta 7

Calabaza picante.

Ingredientes

8 onzas o una taza de agua destilada.

1 cucharada de vodka o agua de Hamamelis.

10 gotas de aceite esencial de canela.

5 gotas de aceite esencial de naranja.

5 gotas de aceite esencial de clavo de olor.

5 gotas de aceite esencial de jenjibre.

5 gotas de aceite esencial de cardamomo.

Una botella de vidrio oscuro (de al menos 8 onzas).

Preparación

En una botella de cristal oscuro, vierta el agua destilada, el agua de Hamamelis, el aceite esencial de naranja, el aceite esencial de clavo de olor, el aceite esencial de canela, el aceite esencial del jengibre, y el aceite esencial de cardamomo. Mezcle hasta homogeneizar. Guárdelo en un lugar fresco.

Agite bien la botella antes de cada uso.

Receta 8

Fábrica de Sidra

Ingredientes

8 onzas o una taza de agua destilada.

1 cucharada de vodka o agua de Hamamelis.

9 gotas de aceite esencial de naranja.

9 gotas de aceite esencial de canela.

3 gotas de aceite esencial de nuez moscada.

3 gotas de aceite esencial de clavo de olor.

Una botella de vidrio oscuro (de al menos 8 onzas).

Preparación

En una botella de vidrio oscuro, vierta el agua destilada, el agua de Hamamelis, el aceite esencial de naranja, el aceite esencial de clavo de olor, el aceite esencial de nuez moscada y el aceite esencial de canela. Homogeneizar. Guardar en un lugar fresco.

Agite bien la botella antes de cada uso.

Receta 9

Otoño

Ingredientes

8 onzas o 1 taza de agua destilada.

1 cucharada de vodka o agua de Hamamelis.

15 gotas de aceite esencial de naranja.

5 gotas de aceite esencial de patchouli.

5 gotas de aceite esencial de enebro.

Una botella de vidrio oscuro (de al menos 8 onzas).

Preparación

En una botella de vidrio oscuro, vierta el agua destilada, el agua de Hamamelis, el aceite esencial de naranja, el aceite esencial del patchouli y el aceite esencial de enebro. Homogeneizar. Almacenar en un lugar fresco. Agite bien la botella antes de cada uso.

Receta 10

Tarta de calabaza

Ingredientes

8 onzas o 1 taza de agua destilada.

1 cucharada de vodka o agua de Hamamelis.

16 gotas de aceite esencial de canela.

8 gotas de aceite esencial de clavo de olor.

4 gotas de aceite esencial de nuez moscada.

Una botella de vidrio oscuro (de al menos 8 onzas).

Preparación

En una botella de cristal oscuro, vierta el agua destilada, el agua de Hamamelis, el aceite esencial de clavo de olor, el aceite esencial de nuez moscada, y el aceite esencial de canela. Homogeneizar. Guárdelo en un lugar fresco. Agite bien la botella antes de cada uso.

Receta 11

Parche de calabaza.

Duración: 0-6 meses

Ingredientes

8 onzas o 1 taza de agua destilada.

1 cucharada de vodka o agua de Hamamelis.

12 gotas de aceite esencial de naranja.

8 gotas de aceite esencial de patchouli.

4 gotas de aceite esencial de clavo de olor.

Una botella de vidrio oscuro (de al menos 8 onzas).

Preparación

En una botella de cristal oscuro, vierta el agua destilada, el agua de Hamamelis, el aceite esencial de clavo de olor, el aceite esencial de naranja, y el aceite esencial del patchouli. Homogeneizar. Guárdelo en un lugar fresco. Agite bien la botella antes de cada uso.

Receta 12

Pasión.

Ingredientes

8 onzas o 1 taza de agua destilada.

1 cucharada de agua de Hamamelis.

13 gotas de aceite esencial de geranio.

5 gotas de aceite esencial de Ylang Ylang o flor de cananga.

5 gotas de aceite esencial de clavo de olor.

5 gotas de aceite esencial de naranja.

Una botella de vidrio oscuro (de al menos 8 onzas).

Preparación

En una botella de vidrio oscuro, vierta el agua destilada, el agua de Hamamelis, el aceite esencial de geranio, el aceite esencial de naranja, el aceite esencial de clavo de olor y el aceite esencial de ylang ylang.

Homogeneizar.

Guárdelo en un lugar fresco.

Agite bien la botella antes de cada uso.

Receta 13

Ingredientes

8 onzas o 1 taza de agua destilada.

1 cucharada de vodka o agua de Hamamelis.

8 gotas de aceite esencial de canela.

8 gotas de aceite esencial de cardamomo.

8 gotas de aceite esencial de naranja.

4 gotas de aceite esencial de clavo de olor.

Una botella de vidrio oscuro (de al menos 8 onzas).

Preparación

En una botella de cristal oscuro, vierta el agua destilada, el agua de Hamamelis, el aceite esencial de canela, el aceite esencial de cardamomo, el aceite esencial de clavo de olor, y el aceite esencial de naranja. Homogeneizar.

Guárdelo en un lugar fresco.

Agite bien la botella antes de cada uso.

Receta 14

Estimulante del estado de ánimo.

Ingredientes

8 onzas o 1 taza de agua destilada.

1 cucharada de vodka o agua de Hamamelis.

1 cucharada de glicerina vegetal.

10 gotas de aceite esencial de manzanilla.

6 gotas de aceite esencial de naranja.

4 gotas de aceite esencial de Ylang Ylang.

Una botella de vidrio oscuro (de al menos 8 onzas).

Preparación

En una botella de vidrio oscuro, vierta el agua destilada, el agua de Hamamelis, la glicerina, el aceite esencial de manzanilla, el aceite esencial de ylang ylang y el aceite esencial de naranja. Homogeneizar. Guárdelo en un lugar fresco.

Agite la botella bien antes de cada uso.

Receta 15

Calma.

Ingredientes

8 onzas o 1 taza de agua destilada.

1 cucharada de vodka o agua de Hamamelis.

1 cucharada de glicerina vegetal.

15 gotas de aceite esencial de lavanda.

5 gotas de aceite esencial de bergamota.

5 gotas de aceite esencial de incienso.

Una botella de vidrio oscuro (de al menos 8 onzas).

Preparación

Vierta el agua destilada, el agua de Hamamelis, el aceite esencial de lavanda, el aceite esencial de bergamota y el aceite esencial de incienso en una botella spray de cristal oscuro.

Mezclar muy bien.

Almacenar a temperatura ambiente.

Agite la botella antes de cada uso.

Receta 16

Ingredientes

8 onzas o 1 taza de agua destilada.

1 cucharada de vodka o agua de Hamamelis.

15 gotas de aceite esencial de lavanda.

5 gotas de aceite esencial de salvia.

5 gotas de aceite esencial de naranja.

Una botella de vidrio oscuro (de al menos 8 onzas).

Preparación

Vierta el agua destilada medida, el agua de Hamamelis, el aceite esencial de lavanda, el aceite esencial de salvia y el aceite esencial de naranja en la botella de spray. Agite bien la botella.

Guárdelo en un lugar fresco.

Agite antes de cada rociado.

Receta 17

Verano fresco.

Ingredientes

8 onzas o 1 taza de agua destilada.

1 cucharada de vodka o agua de Hamamelis.

1 cucharada de glicerina vegetal (opcional).

10 gotas de aceite esencial de geranio.

Una botella de vidrio oscuro (de al menos 8 onzas).

10 gotas de aceite esencial de ylang ylang.

5 gotas de aceite esencial de pomelo.

Preparación

Vierta el agua destilada medida, el agua de Hamamelis, la glicerina vegetal, el aceite esencial de geranio, el aceite esencial de pomelo y el aceite esencial de ylang ylang en una botella de spray de cristal oscuro. Sacuda la botella para mezclar bien.

Guárdelo en un lugar fresco.

Agite antes de cada rociado.

Receta 18

Picante y dulce.

Ingredientes

8 onzas o 1 taza de agua destilada.

1 cucharada de vodka o agua de Hamamelis.

12 gotas de aceite esencial de naranja.

8 gotas de aceite esencial de canela.

4 gotas de aceite esencial de mandarina.

Una botella de vidrio oscuro (de al menos 8 onzas).

Preparación

Vierta el agua destilada medida, el agua de Hamamelis, el aceite esencial de naranja, el aceite esencial de canela y el aceite esencial de mandarina en una botella de spray de cristal oscuro. Agite bien la botella.

Guárdelo en un lugar fresco.

Agite antes de cada rociado.

Receta 19

Para levantar el espíritu.

Ingredientes

8 onzas o 1 taza de agua destilada.

1 cucharada de agua de Hamamelis.

10 gotas de aceite esencial de limón.

10 gotas de aceite esencial de lavanda.

5 gotas de aceite esencial de mandarina.

5 gotas de aceite esencial de Melissa o toronjil.

Una botella de vidrio oscuro (de al menos 8 onzas).

Preparación

Vierta el agua destilada medida, el agua de Hamamelis, el aceite esencial de limón, el aceite esencial de lavanda, el aceite esencial de Melissa, y el aceite esencial de mandarina en una botella de spray de cristal oscuro. Agite bien la botella.

Guárdelo en un lugar fresco.

Agite antes de cada rociado.

Capítulo 4

Conclusión

Hasta aquí, he enumerado las diferentes maneras de las que usted puede hacer un spray para el cuerpo utilizando aceites esenciales. Los aceites esenciales son los compuestos terapéuticos más probados del mundo. El aceite esencial tiene muchos beneficios y usos que incluye.

1. Equilibra las hormonas (salvia, tomillo y geranio).

2. Potenciador inmunológico/combate infecciones (orégano, mirra, limón, jenjibre, menta o hierbabuena, incienso y canela).

3. Mejora la digestión.

4. Refuerza el nivel de energía (limón, limoncillo, eucaliptus y romero).

5. Mejora la función cerebral/ reduce el estrés y la ansiedad (naranja, manzanilla, bergamota, rosa e incienso).

6. Reduces dolores y molestias.

Con los beneficios y los usos citados de los aceites esenciales, usted puede personalizar una esencia o aroma

confortable y terminar creando una fragancia
verdaderamente única.

Le recomiendo que pruebe diferentes combinaciones de
ingredientes para hallar el aroma que más le gusta.

Buena suerte.

www.ingramcontent.com/pod-product-compliance
Lightning Source LLC
Chambersburg PA
CBHW061327250726
48657CB00003B/1073